AF502962

LE CHOLÉRA,

SA MARCHE, SES PROGRÈS,

SON TRAITEMENT.

Typographie de Rignoux, rue des Francs-Bourgeois-Saint-Michel, 8.

LE CHOLÉRA,

SA MARCHE, SES PROGRÈS,

SON TRAITEMENT

APPUYÉ SUR DES FAITS NOMBREUX

Observés en France et en Belgique, pendant l'épidémie de 1832.

PAR J. C. BESUCHET,

Chevalier de l'ordre de la Légion d'honneur,
Médecin de l'Asile et des Écoles gratuites du septième arrondissement de la ville de Paris,
Membre de la Société des sciences physiques, etc., etc.

PARIS.

CHEZ L'AUTEUR, RUE DES VIEILLES AUDRIETTES, 3;

CHEZ BÉCHET JEUNE, LIBRAIRE,
PLACE DE L'ÉCOLE DE MÉDECINE, 4;

ET CHEZ LES PRINCIPAUX LIBRAIRES.

1837

A M. le Chevalier J. R. L. DE KERCKHOVE,

Docteur médecin, ancien Médecin en chef des hôpitaux militaires, Membre de la Commission médicale de la province d'Anvers, des Académies de New-York, de Philadelphie, etc., etc.

Monsieur et très-honoré Confrère,

Votre ouvrage sur la nature et le traitement du choléra n'est pas seulement un bon livre selon la science, c'est encore l'œuvre d'un honnête homme, et dans le rapport que je fus chargé d'en faire à la Société des sciences physiques et chimiques, à laquelle vous voulûtes bien l'envoyer, j'eus occasion d'exprimer toute la vénération que j'éprouvais pour les sentiments si honorables que vous y avez développés, comme aussi tout mon étonnement pour l'admirable suite de succès que vous avez si heureusement obtenus; cet étonnement, monsieur, était bien mêlé d'un peu de satisfaction personnelle, puisque je voyais que le traitement que vous avez adopté avec tant de bonheur pendant l'épidémie qui désola la ville d'Anvers, était presque identiquement le même que celui que j'avais expérimenté à Paris avec non moins de succès, quoique sur une échelle moins étendue.

Nous voici de nouveau menacés du retour de cette terrible épidémie: sommes-nous bien préparés pour la recevoir? les diverses Facultés de médecine, les Sociétés savantes sont-elles parvenues à établir, ou tout au moins à poser les bases d'un traitement uniforme et rationnel? Sait-on bien ce qu'est le choléra, comment il se propage, comment il agit? Connaît-on les organes qu'il affecte? nos illustrations scientifiques ou médicales ont-elles sur ces divers points répondu aux interpellations que leur adressent avec anxiété et les gouvernements et la société tout entière? Hélas! il est douloureux de le dire, rien de satisfaisant n'est encore venu rassurer la conscience du praticien, seconder son courage défaillant devant une maladie dont l'étrangeté déconcerte autant que la rapidité désespère

Au milieu de cette ténébreuse incertitude que vous ni moi n'avons la pensée de reprocher à personne, chacun se rallie comme à une planche de salut à ce qui lui a paru le plus approcher du succès, chacun se livre à l'empirisme d'une méthode. On n'a pas le temps de raisonner quand il faut agir, et surtout agir promptement.

Peut-être, monsieur et honoré confrère, serez-vous bientôt à même d'expérimenter de nouveau un traitement dont vous n'avez eu qu'à vous louer. La science s'enrichira sans doute de vos observations ; quant à moi, fortifié par votre exemple, soutenu par les heureux résultats d'une méthode qui me semble d'accord avec la raison et avec les principes, non-seulement je suis décidé à combattre le choléra avec les mêmes armes qui ne m'ont point failli, mais encore j'ai formé la résolution de livrer à mes concitoyens, avant le jour du danger, le peu de savoir et d'expérience que j'ai pu acquérir sur cette matière, où le plus habile professeur n'est souvent qu'un écolier. Vous m'avez en cela encouragé par votre exemple, souffrez donc que ce chétif opuscule, qui n'est que le reflet de votre excellent ouvrage, paraisse sous l'auspice de votre nom et à l'abri de votre talent.

Daignez agréer, monsieur et très honorable confrère, l'hommage de respect de votre très-humble serviteur,

J. C. BESUCHET.

LE CHOLÉRA.

Un éclair livide a de nouveau sillonné notre hémisphère : du midi jusqu'au nord une ligne sinistre a marqué son passage et révélé son avenir ; le pays s'est ému, et pour un instant les hommes ont suspendu leur prodigieuse activité. Naples, Messine, Rome, Berlin ont fait entendre ce cri de douleur... : Le choléra est parmi nous !..... Cet hôte terrible, dont la venue terrifie les peuples et obscurcit leur raison, a partout signalé sa présence, non-seulement par l'influence meurtrière qui est sa nature même, mais encore par une aberration d'esprit, par un vertige furieux qui s'empare des malheureux en proie à une crainte désordonnée ; la peur, car ce n'est autre que la peur, a rendu les hommes barbares envers eux-mêmes ; partout même épouvante, même abandon, mêmes terreurs pusillanimes, mêmes erreurs et mêmes craintes chimériques d'empoisonnements ; partout aussi mêmes cruautés envers de prétendus coupables qui deviennent les victimes de ces fureurs populaires.

Eh quoi ! l'expérience sera donc toujours sans fruit pour nous ? quoi ! déjà tant de malheurs passés, tant de catastrophes déplorables n'ont pu prémunir les hommes contre ces soupçons haineux qui leur ont fait rougir leurs mains du sang de leurs concitoyens !... Les scènes de cannibales dont nous avons eu à frémir dans plus d'un pays, et dont notre capitale elle-même n'a pas su se préserver, quoi ! l'innocence si hautement et si généralement reconnue des malheureuses victimes de ces scélérats qui cherchent dans la peur une excuse à leur féroce désir de tuer, n'a pu servir à empêcher des malheurs semblables dans les lieux où le fléau n'avait pas encore pénétré !... O déplorable fatalité, étrange effet de la peur dans un danger commun qui produit une telle confusion d'idées, que les uns, obéissant à leurs mauvais instincts, deviennent des fous furieux, et les autres, perdant toute énergie, ne savent que tendre la gorge aux bourreaux, ou gémir misérablement sur des maux qu'ils pourraient empêcher [1] !

A Messine, à Palerme, si l'on en croit quelques journaux, ils se serait passé des scènes qui, par leur

---

[1] Le choléra a malheureusement trop démontré cette vérité ; mais entre tant d'exemples de la démoralisation que produit sur les masses un danger éminent, rappelons notre désastreuse campagne de Russie, dont toute la gloire n'a pu dépasser les malheurs. Au passage de la Bérézina, l'épouvante se mit dans la multitude qui se pressait pour passer, et les hommes valides, au lieu de se mettre en mesure de protéger la retraite de ceux dont elle était tout le salut, tournèrent leurs efforts contre leurs propres camarades : ce fut alors au plus fort, et l'on vit des soldats, ailleurs et si souvent généreux, fouler aux pieds de faibles femmes et disputer le passage à leurs frères d'armes blessés !... Et ces jours derniers, en pleine paix, au milieu des fêtes, sans la moindre apparence de danger, n'avons-nous pas vu la foule, emportée par son propre mouvement, se presser, s'écraser, et causer des malheurs à jamais déplorables !

atrocité même, prouvent que dans tous les pays l'audace des brigands s'accroît en proportion de la faiblesse des honnêtes gens. Là, comme ailleurs, ils ont pris le prétexte de la crainte des empoisonnements pour satisfaire leur soif de crimes. Espérons, pour l'honneur de l'humanité, que ces récits sont fort exagérés. Dans ce pays, dit-on, des causes politiques sont venues aggraver la situation, et le désir de secouer un joug importun s'est mêlé aux scènes de désordre et aux calamités de ces tristes contrées. Ah! ce n'est pas ainsi que se traduisent les nobles sentiments d'indépendance et de liberté; ce n'est pas le meurtre de citoyens paisibles, de femmes, d'enfants au berceau, ce n'est pas l'incendie de leurs demeures qui signale le besoin de briser des fers odieux, de terrasser le despotisme lorsqu'il ose poser le pied sur le front des peuples; c'est à d'autres ennemis qu'il faut s'attaquer, et c'est par de plus nobles coups que des patriotes témoignent de leur énergie. Ne croyons pas que jamais la cause de la liberté ait besoin d'un auxiliaire aussi étrange que le serait le monstre qui décime en ce moment l'Italie, ni que les efforts de ceux qui sont dignes de la comprendre se manifestent par le meurtre et par le pillage.

La France, compatissante aux maux de es svoisins, croyait avoir assez largement payé son tribut à l'épidémie pour espérer de s'en voir préservée; mais le géant a franchi la mer; ce tyran ne connaît point de règles aux tributs qu'il lève sur les populations; pour lui, point de frontières, point de forteresses; il se fit des cordons sanitaires, précaution bien inutile d'ailleurs contre qui a le domaine de l'air et la nue pour chemin de fer. Marseille, si fameuse par ses tristes épidémies, si intéressante par son immense influence sur le monde commerçant, Marseille a jeté la première le cri d'alarme. Paris en a tressailli, car tout en espérant que la capitale ne sera point envahie, nous ne pouvons nous dissimuler qu'aucun obstacle rassurant ne s'oppose à la réapparition du fléau parmi nous ; peut-être même s'y serait-il déjà montré si la température était plus favorable à sa transmission [1].

Loin donc de chercher à nous faire illusion à ce sujet, de nier la possibilité d'une nouvelle invasion en démentant les faits qui peuvent tendre à l'annoncer comme prochaine, occupons-nous plutôt de préparer nos moyens de défense ; accoutumons notre esprit à la venue du danger, afin qu'étant moins étonnés, nous soyons aussi moins disposés à nous laisser aller à de trop fâcheuses impressions : on résiste mieux à un danger que l'on a eu le courage de regarder en face, et dans les épidémies surtout, où la force morale joue un si grand rôle, autant par le courage qu'elle donne de secourir utilement ses

[1] Nous pensons que les temps de brouillards et de pluie sont les temps les plus favorables à la transmission à distance de l'élément cholérique : or, depuis quelque temps nous jouissons d'une température chaude et sèche, c'est probablement ce qui nous a préservés jusqu'ici d'une nouvelle invasion. (25 mai.)

proches, que par l'influence réelle qu'elle a sur la santé de ceux qui en sont doués, c'est déjà un grand bienfait que de se trouver préparé au danger, d'en connaître au juste l'étendue, les chances favorables et les moyens de le combattre avec fermeté, sans en exagérer inutilement l'importance.

Le contraire a eu lieu dans Paris en 1832; nous en avons vu les funestes conséquences. Le choléra était déjà parmi nous, que l'on cherchait encore à s'étourdir sur la possibilité de son approche. Un cas bien caractérisé mit tout à coup la ville en émoi : c'était un homme de la rue des Lombards, je crois; aussitôt chacun s'empressa de nier que ce fût un cas de choléra; des médecins crièrent plus haut que tous les autres; l'autorité assura, comme elle fait en ce moment à Berlin, et comme on faisait il y a quinze jours à Marseille, *que jamais l'état sanitaire de la ville n'avait été plus satisfaisant.* Au lieu de provoquer de toute part des lumières et des conseils, de poser les bases d'un traitement uniforme et rationnel, on discuta à perte de vue pour démontrer qu'il n'y avait à Paris aucun cas de choléra, comme s'il pouvait servir à quelque chose de nier un fait qui se fait bien lui-même avouer quelques jours plus tard; comme si par la discussion on pouvait repousser un danger dont on convient d'ailleurs que rien ne peut retarder l'invasion si elle doit avoir lieu. Pendant qu'on discutait si chaudement contre l'existence du choléra, j'en enregistrais, moi qui publie cet écrit, un fait bien évident sur la personne du sieur Ramon, élève en pharmacie, rue Saint-Martin. J'en fis part à quelques confrères qui affectèrent de n'en rien croire, et je ne m'en mis pas moins en mesure de combattre cet hôte malencontreux du mieux qu'il me fut possible.

Qu'est-il arrivé de la fausse sécurité dans laquelle se sont endormis et médecins et gouvernement? c'est que lorsque le choléra, qui avait séjourné chez nous quelque temps incognito, nous envoya sa terrible carte de visite par le décès, cette fois avoué, de plusieurs victimes, chacun fut surpris à l'improviste; le peuple s'épouvanta précisément à cause des mesures précipitées et souvent mal réglées que l'on fut obligé de prendre; les bureaux de secours n'étaient point organisés, rien n'était prêt dans les hôpitaux, où les traitements les plus divers furent expérimentés. Il fallut faire de grands sacrifices pour procurer à la classe malheureuse des objets de première nécessité, les secours mal organisés coûtèrent beaucoup, et ne produisirent pas tout le bien qu'ils auraient pu produire; j'en citerai un seul exemple : on avait beaucoup vanté l'usage des vêtements de laine comme moyen préservatif, la flanelle devint tout à coup fort chère; des marchands, spéculant sur ce besoin pressant, vendirent à l'administration des quantités énormes de mauvais bas de laine sèche et de mauvaise qualité; ceux dits d'*hommes* pouvaient tout au plus convenir aux femmes tant ils étaient petits; ceux dits de *femmes* n'étaient bons que pour les enfants, et ceux d'enfants n'étaient bons à rien : il en était de même des ceintures et camisoles. Que d'argent il y eut de perdu qui aurait produit un grand bien si l'on n'eût pas été obligé de l'employer avec tant de précipitation!

On organisa rapidement les bureaux médicaux, dits *ambulances*, et cela se fit avec tant de précipita tion, que dans un arrondissement, et peut-être dans plusieurs, on y admit comme médecins des gens sans titre et sans aveu, que l'on fut plus tard obligé de chasser, et ce ne fut pas sans raison.

On conçoit très-bien que dans le cas de révolte d'une ville ou d'une province, un gouvernement, dans l'esprit de sa propre conservation, ou de la tranquillité publique, nie les faits ou en atténue autant qu'il lui est possible l'importance, dans l'espoir qu'avant que la nouvelle soit avérée pour le pays, cette révolte ou cette résistance sera comprimée : alors il annonce sa victoire en même temps que l'événement qui l'a provoquée; mais lorsqu'il s'agit d'une épidémie, d'une de ces calamités contre laquelle l'écharpe municipale et le feu du canon sont sans puissance, il est, je crois, infiniment plus rationnel d'avertir le peuple du danger qui le menace, de le prémunir contre des suggestions dangereuses en lui indiquant par avance, non-seulement toutes les mesures que l'on a prises dans l'intérêt de la santé publique, mais encore toutes les précautions individuelles que l'expérience aura pu faire reconnaître utiles, soit comme préservatifs, soit comme moyens curatifs de la maladie. Le peuple veut tout savoir; si on lui cache quelque chose, sa crainte va bien au delà de la vérité. On sait le fâcheux effet que produisit à Paris, au plus fort de l'épidémie, la mesure d'enterrer des morts la nuit, mesure qui avait évidemment pour but de dérober à la connaissance du public le chiffre des décès, comme aussi de soustraire aux regards effrayés de la multitude ces voitures mortuaires improvisées qui contenaient à la fois un grand nombre de cercueils. Eh bien! il arriva que l'on produisit un effet tout contraire à celui qu'on espérait: le public s'effraya de ce mystère, les bruits les plus sinistres circulèrent autant sur le nombre des morts que sur la manière dont ils étaient enterrés, et l'on dut presque aussitôt renoncer à une mesure qui avait bien plus effrayé que tranquillisé la population. Dites donc tout au peuple, mais en même temps prouvez-lui que tout ce qui peut contribuer à sa sécurité, que tout ce qui peut paralyser l'action du fléau ou en atténuer l'effet a été prévu par vous, et organisé avec sagesse et prévoyance; que des exemples sévères fassent justice des hommes malintentionnés qui répandent des bruits alarmants, qui sèment des contes absurdes d'empoisonnement, et égarent l'opinion de la multitude en excitant ses soupçons. Le gouvernement sait bien prendre des précautions extraordinaires lorsqu'il s'agit de quelque agitation politique; qu'il agisse de même lorsqu'il est question de la sécurité des citoyens, et personne ne sera tenté de le blâmer. Il est douloureux de penser que des meurtres, accompagnés de circonstances horribles, ont été commis en plein jour dans les rues de la capitale, sillonnées sans cesse par les nombreux agents de l'autorité, et qu'un, surtout, a été consommé à dix pas de l'édifice où réside la première de nos autorités municipales. Pareilles catastrophes pourraient se renouveler; que l'exemple du passé soit du moins une leçon pour l'avenir.

Quant à nous, médecins, qui avons pu voir et étudier cette funeste maladie, s'il ne nous est pas donné assez de sagesse et de savoir pour fixer d'une manière invariable et satisfaisante le meilleur mode de traitement à suivre, celui qui compte en sa faveur le plus de succès bien constatés, sachons du moins étouffer, dans l'intérêt de nos concitoyens, tout sentiment d'amour-propre et d'intérêt personnel; ne reproduisons pas de ridicules discussions sur des méthodes entièrement opposées les unes aux autres; que les partisans des boissons glacées, ceux du punch et des stimulants, ceux des sangsues et des saignées copieuses, si tant est qu'il s'en soit trouvé qui aient pu saigner *largement* un véritable cholérique; que les homéopathes eux-mêmes abandonnent de stériles divisions pour se placer sur le terrain si vaste et si sûr de l'observation : je serais heureux et fier d'avoir pu en donner le premier l'exemple; cet espoir soutient mon courage, car il en faut pour oser élever une voix presque inconnue au milieu des célébrités qui sont en possession de rendre seules des oracles dans la capitale.

Je viens ici avec bonne foi dire ce que j'ai vu, ce que j'ai fait, ce que j'ai ressenti, puisque j'ai moi-même été atteint par l'épidémie; je viens expliquer le traitement que j'ai adopté d'inspiration, après avoir médité sur les nombreux cas de typhus épidémique dont j'ai été témoin dans ma laborieuse carrière militaire; je viens raconter les succès que j'ai obtenus, sans dissimuler les insuccès que j'ai eus à déplorer; que chacun en fasse autant, et bientôt cette désastreuse maladie, qui semble vouloir s'acclimater avec nous, aura contre elle un traitement qui sera le résultat d'observations consciencieuses, et qui par conséquent sera aussi près de la vérité qu'il nous soit possible d'atteindre avec l'imperfection de notre esprit.

Il me reste à dire quelques mots sur une circonstance qui n'a pas peu contribué à me déterminer à publier sans aucune réserve le traitement, un peu empirique je l'avoue, que j'ai adopté avec succès pendant le cours de l'épidémie de 1832, et dont l'attaque dont je fus moi-même frappé a seule interrompu le cours. Chargé par la Société des sciences physiques et chimiques, dont je suis membre, de lui faire un rapport sur un traité du choléra, par le docteur de Kerckhove, que cet estimable médecin avait envoyé à la Société [1], je fus étonné de la similitude qui se rencontrait entre le traitement de mon hono-

---

[1] *Considération sur la nature et le traitement du choléra,* par le chevalier J.-R.-L. de Kerckhove, ancien médecin en chef des hôpitaux militaires, etc. Anvers, 1833, vol. in-8.

rable confrère et le mien ; les succès qu'il affirme
avoir obtenus par cette méthode sont tellement re-
marquables, ils confirment si parfaitement ceux
que j'ai obtenus moi-même, que j'ai pensé qu'aucune considération personnelle ne devait arrêter
un médecin dans un cas si grave ; que son devoir me
semblait être de porter à la connaissance du public
et de ses confrères le résultat de ses observations,
surtout dans cette circonstance où l'on voit deux
médecins qui, sans se connaître, à une distance
assez considérable l'un de l'autre, ont simultanément
expérimenté le même traitement, dans des conditions différentes, et dans des pays dont les
habitudes ne sont pas les mêmes. Ces résultats sont
tels, surtout pour M. de Kerckhove, à qui une santé
robuste a permis de suivre l'épidémie jusqu'à la fin,
que je ne doute pas qu'ils ne méritent de fixer l'attention du public, celle des praticiens, et généra le-
ment de tout ami de l'humanité.

LE CHOLÉRA.

On a défini le choléra *une sorte d'asphyxie* des
organes de la vitalité ; en effet, il serait assez difficile de choisir une définition qui rendît mieux l'effet
que produit sur nos organes l'influence de cette maladie.

A peine quelquefois un léger malaise indique l'invasion d'un mal, dont la marche est si prompte qu'elle
déconcerte les plus résolus ; le malade est saisi à
table, à la promenade, au milieu de ses occupations

habituelles. C'est le plus souvent par un vomissement qu'on est averti du danger ; la matière vomie ressemble à du lait caillé, à du riz très-délayé ; bientôt les crampes surviennent, d'abord aux orteils, puis dans un membre, puis dans un autre, puis dans tous, mais particulièrement aux jambes et aux cuisses ; *la langue devient bientôt froide et visqueuse,* la face se grippe et annonce l'anxiété la plus vive ; l'épigastre est douloureux, le pouls devient misérable, intermittent ; les mouvements du cœur sont tellement ralentis qu'on les sent à peine ; la circulation est presque nulle, et il y a lieu de grandement s'étonner lorsqu'on entend dire à quelques médecins qu'ils ont fait, à cette époque de la maladie, des saignées *copieuses,* car si on ouvre les veines, le sang coule à peine et semble coagulé ; alors un froid intense s'empare de la périphérie du corps, la voix s'affaiblit au point que l'on a de la peine à entendre les malades ; plus tard des cercles livides se font remarquer aux paupières et autour des lèvres, les muscles de la face se contractent, la peau des mains et des pieds se grippe, se flétrit comme lorsqu'on a tenu quelque temps ces parties immergées dans l'eau ; sous ce rapport, à cette période de la maladie (la période algide), le corps d'une personne atteinte du choléra ressemble beaucoup à celui d'un noyé que l'on vient de retirer de l'eau ; à ces symptômes se joint toujours la suspension de la sécrétion urinaire plus souvent complète, quelquefois en très-petite quantité.

Le choléra est souvent accompagné, mais plus

souvent précédé d'évacuations alvines extrêmemènt fréquentes, et souvent involontaires; la nature de ces évacuations, qui sont presque dépourvues d'odeur ou qui en ont une qui n'a point d'analogie avec celle de nos évacuations ordinaires, participe de celle des vomissements; c'est toujours une matière blanchâtre, floconneuse, ressemblant assez à du jaune d'œuf battu dans de l'eau; la soif ardente qui tourmente les malades, accompagnée d'un sentiment de chaleur brûlante qui leur fait désirer si vivement les boissons froides, se manifeste surtout lorsque ces évacuations ont été très-abondantes.

Quelques praticiens ont proposé de désigner sous le nom de choléra *sec*, celui qui n'était point accompagné d'évacuations alvines, et de nommer choléra *humide* celui qui était accompagné ou précédé d'évacuations.

Souvent les malades en sont quittes pour les évacuations avec ou sans les crampes, avec peu ou point de vomissements ; alors ils n'atteignent point la période *algide :* c'est encore un point de controverse entre les praticiens, et plusieurs pensent que dans ce cas, les malades ne doivent point être regardés comme ayant eu le choléra, mais simplement la *cholérine*. Cette distinction peut être vraie, et dans tous les cas, il faut y avoir sérieusement égard dans la pratique, ainsi que je le ferai remarquer lorsqu'il sera question du traitement; toutefois, je préférerais donner le nom de cholérine à cette espèce de dérangement du ventre que nous avons si souvent remarqué pendant la période de l'épidémie, mais qui avait à peu de chose près les caractères d'une diarrhée ordinaire, diarrhée qu'il ne faut pas négliger cependant; car je l'ai vue plus d'une fois suivie du choléra lui-même avec tout son cortége.

Mode de transmission.

Toutes les observations s'accordent à établir que le choléra semble suivre de préférence le cours des rivières, les bas-fonds et les lieux marécageux. Les substances privées d'eau sont de mauvais conducteurs de l'épidémie. Pour mon compte, je crois fermement que le choléra fera moins de progrès, s'étendra moins pendant un temps sec et chaud que pendant le temps de brouillards et de pluie; et partant de ce principe, qu'une atmosphère humide est un bon conducteur de l'élément cholérique, je mettrais au nombre des précautions hygiéniques, tant pour ma personne que pour mon habitation, la proscription aussi absolue que possible de toute espèce d'humidité : nous reviendrons sur ce sujet.

Le choléra est-il contagieux?

Le choléra est contagieux comme le sont les balles un jour de bataille ; elles sifflent dans l'air, plus ou moins serrées; tantpis pour celui qui se trouve sur leur passage : serez-vous mieux plus haut, plus près, plus loin, vous ne savez. Un jour, pendant une affaire avec les guérillas, un officier de mon régiment m'observa que restant à cheval sur la route, je pouvais servir de point de mire aux coups de fusil des montagnards espagnols ; je le remerciai et descendis de cheval. Je n'eus pas plutôt mis pied à terre que je reçus une balle qui me traversa la cuisse : que n'étais-je resté sur mon cheval !

La question de contagion me paraît tout à fait oiseuse, et le choléra, comme la peste, passe par-dessus les baïonnettes ; seulement il faut dire ceci, parce que cela est vrai : *le choléra ne se communique point par contact immédiat, ni d'homme à homme.* Il y a quelque chose de mieux, c'est que je ne crois pas qu'une maison soit plus infectée qu'une autre par la raison seule qu'il y a eu des morts ou des malades du choléra. J'ai soigné un étranger qui a succombé dans une maison très-peuplée ; tout le monde fut en émoi, et cependant pas un cas ne se déclara parmi les habitants très-effrayés. On m'apporta, pendant que j'étais moi-même malade, et l'on posa sur mon lit, le très-jeune enfant d'un de mes clients (M. Brenot, fabricant chapelier, passage Péquet). J'annonçai que l'enfant, dont on ne soupçonnait pas la maladie, se mourait du choléra. Le père reporta lui-même son enfant à son domicile, où il ne tarda pas à expirer personne de la maison ne fut atteint. Je pourrais multiplier ces exemples.

Le choléra est dans l'air, il y vit, il y voyage : de quelle nature est-il, je ne sais : mais ce que je sais, c'est que tout l'air n'est pas également vicié. Je tiens le bras de mon ami, nous nous promenons, nous faisons des visites, nous restons ensemble toute la journée, il rentre chez lui avec le choléra, et moi je suis bien portant; demain peut-être ce sera mon tour. Ce n'est donc pas une masse d'air qui communique l'épidémie; le choléra ne s'étend pas comme un gaz dont les molécules tendent à se combiner avec les autres molécules de l'air pour les vicier progressivement : quelques praticiens ayant fait la même remarque, ont songé à l'attribuer à la présence d'animalcules qui s'introduiraient dans nos organes; c'est une idée ingénieuse qui rendrait assez bien raison de la singularité du phénomène, mais aucune expérience mycroscopique ne confirme cette opinion. Je croirais plutôt à la présence de globules, se dégageant sous l'influence de conditions que nous ne connaissons pas, d'un foyer d'infection : ces globules suivent la voie humide des nuages, sont poussés par les vents, et s'abattent sur un pays ou sur un autre, suivant des conditions physiques d'atmosphère que nous serions bien heureux de pouvoir déterminer; ce sont de véritables boulettes empoisonnées, qu'on me passe l'expression. Au bout d'un certain temps, ces globules diminuent de nombre et d'intensité : d'abord, parce qu'une grande partie a été absorbée, et qu'ensuite ceux qui restent se dissipent peu à peu en s'étendant forcément dans l'atmosphère. Il est bien remarquable que toujours, au début de l'invasion du choléra, les cas sont bien plus promptement meurtriers; les attaques sont pour ainsi dire foudroyantes, tandis qu'au bout d'un certain temps, elles donnent le temps d'administrer des secours. Ce phénomène a été constant dans tous les pays, et s'est chaque fois répété.

Effets produits par les miasmes ou globules cholériques.

Je ne suis point un fanfaron de courage, et cependant je puis dire que la présence du choléra ne m'a pas troublé un seul instant; neuf années de guerre sous l'Empire, et l'on sait quelles guerres, m'ont assez familiarisé avec le danger, pour que je puisse dire, avec quelque assurance, que je suis en état de mesurer et d'analyser mes sensations; or, voici ce que j'ai éprouvé à diverses reprises pendant la durée du choléra : ces observations tendent à prouver, d'abord que le choléra n'est pas contagieux, ensuite que le meilleur moyen de s'y soustraire est de faire tous ses efforts pour conserver du sang-froid et de l'énergie.

Pendant le fort de l'épidémie, je fus appelé chez le sieur Vittos, fabricant de bronzes, rue des Filles-du-Calvaire, pour y voir un monsieur étranger qui habitait momentanément sa maison ; ce monsieur était sorti le matin pour retenir sa place à la diligence, et devait partir le soir même ; en revenant, il avait pris un bain, et peu après s'était senti incommodé. Il était alors près de midi. Je trouvai le malade dans un état désespéré : le choléra avait marché avec une effrayante rapidité. Pendant que j'écrivais à une table placée non loin du lit, une espèce d'é-

blouissement me prit ; il fut de courte durée, et j'y
fis très-peu d'attention : je sortis. A peine étais-je à
cent pas de la maison, que j'éprouvai un malaise
subit, suivi d'une légère envie de vomir et d'anxiété
générale ; je pensai que j'allais être atteint ; je descendis à l'instant même de cabriolet, et ordonnai à
mon conducteur d'aller m'attendre chez moi ; je m'y
rendis moi-même à pied, et si vite, que j'arrivai en
même temps que mon cabriolet. J'étais en grande
transpiration, je changeai aussitôt de linge et de vêtements, puis je pris une tasse de café assez fort, et
repris le cours de mes occupations ordinaires sans
ressentir aucune autre incommodité.

Je rentrai un jour chez moi dans un grand état
de lassitude ; je venais de traverser le quartier et la
place de l'Hôtel-Dieu, où j'avais stationné quelque
temps. Ne me sentant point d'appétit, je résolus de
consacrer au repos le temps que j'aurais destiné à
mon repas : à peine fus-je sur mon lit que je me
sentis pris de crampes douloureuses dans les jambes,
et je crus cette fois ne pouvoir me relever ; mais
presque à l'instant même on vint me chercher pour
un client auquel je portais un vif intérêt. Je fus ex-
trêmement contrarié de me voir dans cet état, et
après avoir dit que je ne pourrais me rendre chez le
malade, je me déterminai cependant à faire un ef-
fort. Je me fis frotter vigoureusement avec mon liniment, et, malgré mes crampes qui continuaient
encore un peu, je me mis en route à pied, et ne
pensai plus à mon indisposition.

Le 13 avril, c'était le paroxysme de l'épidémie à Paris ; la journée avait été chaude d'occupations, car indépendamment de ma clientèle, j'avais encore donné plusieurs heures de mon temps au bureau de secours de la rue Saint-Méry : j'étais encore, à dix heures et demie du soir, en conférence avec M. le professeur Fouquier, chez une de mes malades, la dame Vaudremer, rue Michel-le-Comte. Je rentrai chez moi dans un état de santé en apparence satisfaisant, plein de courage et de force ; j'avais même, sinon de la gaieté, du moins cette résolution et cette disposition d'esprit qui en est bien près. J'écrivis jusqu'à près de minuit, je me couchai, et environ deux heures après, m'étant éveillé, je fus tout surpris de me sentir singulièrement mouillé dans mon lit. Je réfléchissais sur le parti que je devais prendre, craignant de causer une grande alarme à ma femme qui reposait à mon côté ; cependant, au bout d'une demi-heure, force me fut d'éveiller tout mon monde ; je me sentais en aller, j'avais coup sur coup des évacuations involontaires, enfin je me vidais comme un cadavre, sans le sentir ; je fus cloué sur mon lit pendant quartorze jours, et fus pourtant à peine un jour en danger.

Pendant ma maladie, ou plutôt ma convalescence, on vint de bon matin me chercher pour me rendre de suite chez la dame Lorilleux, ma cliente, propriétaire, rue Grenier-Saint-Lazarre. Je promis d'y envoyer la personne qui voyait pour moi mes malades [1]; mais on revint trois fois de suite, et avec tant d'instance que je me décidai à m'y rendre, vu que c'était fort près de mon domicile. Je jetai un manteau sur moi, et, à peine vêtu, je me rendis chez la dame Lorilleux, que je trouvai agonisante du choléra : chacun autour d'elle attribuait la maladie à une indigestion. Toute faible qu'elle était, ma malade me reconnut ; elle me fit signe de m'approcher, ce que je fis aussitôt, autant pour lui offrir quelques consolations que pour lui toucher le pouls. Mais je ne sais quelle confidence cette pauvre femme voulut me faire : elle sortit tout à coup les bras hors du lit, et, me saisissant par mon manteau, elle m'attira à elle, si bien que, faible comme j'étais, je tombai sur son lit, ma tête collée sur la sienne et sa bouche cholérique soufflant dans la mienne tant qu'elle voulut, car je n'essayai pas de me dégager ; je n'entendais pas un mot de ce qu'elle s'efforçait de me dire, et j'avoue que ce singulier tête-à-tête, dans la position où j'étais et dans une pareille circonstance, était fort peu de mon goût. Pour le coup, dis-je en moi-même, le choléra veut de moi, et pour peu qu'il soit contagieux, je pourrai dire, si j'en réchappe, que les occasions ne m'ont pas manqué. La pauvre dame expira quelques instants après, et je rentrai chez moi, assez mécontent de ma visite matinale ; mais je n'en fus pas plus malade ;

[1] Un honnête médecin que je ne nomme pas, et qui profita de ma position périlleuse pour me faire bien du mal : que Dieu le lui pardonne !

car cet essai m'ayant donné la mesure de mes forces, je vis quelques malades dès le lendemain.

J'ai déjà parlé du petit enfant que l'on apporta mourant sur mon lit (page 21).

Ces deux derniers faits prouvent bien quelque chose en faveur de la non-contagion par transmission immédiate, et je crois que les premiers établissent qu'une vie active et une ferme volonté peuvent, jusqu'à un certain point, repousser l'influence cholérique.

Des préservatifs du choléra.

Ne connaissant pas la nature du choléra, nous sommes forcés de convenir que nous ne pouvons indiquer de préservatifs médicaux, ni approuver aucun de ceux que l'on a tenté de mettre en faveur; tout ce que nous pouvons dire ici se bornera donc à des précautions hygiéniques, précautions que nous croyons d'une grande utilité, et que nous recommandons en conséquence.

1° Matin et soir se faire faire des frictions sur toute la surface du corps, avec une brosse à longues soies ou un large morceau de flanelle; quelques liqueurs spiritueuses répandues sur la peau, telles que l'alcool camphré, l'eau de mélisse, ne pourraient que bien faire en donnant du ton et produisant une douce excitation dans les organes sous-cutanés.

2° S'abstenir d'ablutions générales, éloigner de sa

demeure toute cause d'humidité, faire du feu dans les appartements si le temps est brumeux, ne point sortir de chez soi sans nécessité avant comme après le coucher du soleil, surtout s'il fait humide.

3° Se couvrir de flanelle de la tête aux pieds, en avoir même une bande légère devant la figure pendant les courses dans la ville; changer souvent de linge, et exciter chaque fois la transpiration par de douces frictions.

4° Se bien nourrir, sans toutefois changer son régime habituel de vie ; éviter avec le plus grand soin toute espèce d'excès, surtout de boissons ; en général ne boire que ce qui est nécessaire aux repas ; prendre un peu de café. On a remarqué qu'un régime fortifiant et généreux était le plus convenable pendant l'épidémie, mais avec modération et sagesse. (Voir au chapitre du *Traitement*, pour une formule de petites pilules bonnes à prendre dans la journée.)

Pronostic.

Il est sans doute inutile de dire que le danger se mesure sur le degré de gravité des symptômes autant que sur leur nombre. Les personnes maladives, celles d'une constitution usée, celles qui s'adonnent aux excès de table ou à l'ivrognerie, ne sont peut-être pas plus exposées que les autres aux dangers de l'invasion ; mais une fois atteintes, elles ont généralement moins de chances de guérison. Dans la première épidémie que nous avons eue à subir, les enfants ne comptaient que pour un petit nombre sur le chiffre des décès; tandis que les documents que nous recevons de Marseille aujourd'hui nous présentent les décès d'enfants comme beaucoup plus nombreux, comparativement, que ceux d'adultes.

Le danger est imminent lorsque, dans la seconde période, une réaction franche ne vient pas au secours du malade; lorsqu'au lieu d'une réaction salutaire il survient une sueur froide et visqueuse, ou bien qu'il ne s'établit qu'une chaleur fébrile, accompagnée de symptômes typhoïdes, avec un pouls petit et déprimé; lorsque, pendant la réaction, le malade tombe dans un état d'indolence comateuse; enfin, le hoquet, la stupeur et l'assoupissement, quand ils ne sont pas produits par des substances narcotiques, sont des symptômes très-sinistres.

Le pronostic est favorable si les forces vitales reprennent leur énergie, si la chaleur renaît à la peau, si la réaction, en un mot, s'opère bien, et que la transpiration s'établisse abondamment; si les crampes et les vomissements s'arrêtent ou diminuent en même temps que le pouls se relève et que les traits de la physionomie, sur l'expression de laquelle on peut si bien mesurer le danger, paraissent moins altérés et plus naturels; si surtout l'excrétion de l'urine se rétablit.

Le médecin doit établir son pronostic avec beaucoup de réserve, et ne pas oublier que les apparences d'améliorations dans le choléra sont souvent perfides. Il faut surtout faire une extrême attention aux accidents consécutifs. J'ai vu quelquefois l'état d'un malade tellement amélioré qu'on le croyait délivré, lorsqu'au troisième ou quatrième jour de maladie se développait tout à coup une affection cérébrale qui mettait de nouveau ses jours dans un grand péril.

Lorsque le choléra règne épidémiquement, il imprime ordinairement son caractère aux autres maladies, et cela peut induire en erreur le praticien peu habitué à voir des cholériques, et lui faire regarder comme des cas de choléra des affections souvent insignifiantes ou qui seraient dues à la crainte de la maladie. J'ai été appelé auprès d'une dame à laquelle on avait laissé trop entrevoir la pensée qu'elle était atteinte du choléra ; je la trouvai entourée de tout l'appareil des soins que l'on donne en pareil cas ; elle était en proie à un véritable désespoir ; elle avait des crampes, des nausées, beaucoup de choses enfin qui pouvaient faire croire à une attaque de choléra, excepté pourtant, bien entendu, ce qui, pour moi, le constituait véritablement ; une simple potion antispasmodique, et surtout des paroles rassurantes, la remirent sur pied à sa grande satisfaction.

Traitement.

(Réflexions préliminaires.)

Si l'on a fait attention à la série des symptômes que présente le choléra depuis son invasion jusqu'à son paroxysme d'intensité, ou période *algide,* on a dû voir que le phénomène dominant, au milieu de ce désordre des fonctions vitales, est une véritable asphyxie qui a lieu principalement dans les organes de la circulation et de la respiration, asphyxie sans doute occasionnée par une influence pernicieuse, qui s'exerce sur les nerfs qui entretiennent la vie ou la sensibilité au cœur, dans les poumons et dans les vaisseaux artériels; la circulation n'arrive plus aux parties éloignées du centre, la chaleur abandonne les extrémités, puis toute la surface du corps; un froid glacial s'empare du malade, et si cet état continue, la vie, qui existe encore un peu au cœur, s'éteint tout à fait, sans qu'aucune altération pathologique puisse établir d'une manière palpable les causes de la mort. Tous les autres symptômes ne sont que des corollaires, des conséquences du grand phénomène de l'altération des mouvements du cœur, et de leur cessation progressive; les ouvertures cadavériques, loin de détruire cette hypothèse, ne font que la fortifier, car nulle part on n'a pu découvrir d'altérations organiques donnant une raison suffisante de la mort, et le seul fait bien démontré, c'est que le cœur est vide de sang, ainsi que les gros vaisseaux, ou qu'ils ne contiennent que du sang noir, grumeleux, dénaturé, du sang privé de son élément actif, l'oxygène; cela est confirmé sur le vivant, puisque les veines ouvertes laissent à peine couler un peu de sang épais et semblable à de la gelée de groseille grossière.

La conséquence de cette donnée toute rationnelle, toute conforme à l'observation, sera donc de baser le traitement sur les moyens capables d'exciter, de ranimer la circulation, de rappeler la vie du dedans au dehors, de produire une secousse capable de faire fonctionner des organes qui se paralysent, et par là rétablir l'équilibre dans les ressorts de l'organisme vital.

Si l'on me dit que c'est de l'empirisme plutôt que de la science, que c'est faire à la manière d'un homme dont la montre serait arrêtée par une cause à lui inconnue, et qui la secouerait pour la faire marcher, je réponds que dans le mouvement de la machine animale, c'est déjà beaucoup faire que de le seconder, puisque tout chez nous tend constamment à reprendre son état normal; et que ce n'est pas agir plus empiriquement dans le choléra, en cherchant à exciter la chaleur et favoriser la circulation, qu'on ne fait pour l'asphyxie ordinaire, principalement celle qui a lieu par immersion, lorsqu'on s'applique surtout *à réchauffer le noyé et à exciter par des moyens physiques le jeu de ses poumons;* c'est bien là, je crois, secouer la montre pour la faire marcher.

Mon opinion une fois émise, il ne me reste plus qu'à indiquer par quels moyens j'ai cru pouvoir parvenir au résultat que je me propose; je vais détailler mon mode de traitement, celui que j'ai constamment employé avec un succès qui m'a quelquefois étonné, et que je compte bien employer encore si malheureusement l'occasion s'en présente, et cela jusqu'à ce qu'il me soit démontré que quelqu'un en a pratiqué un meilleur. J'aurai soin de mettre en regard le traitement adopté à Anvers et lieux circonvoisins, par M. le docteur Chevalier de Kerckhove; on jugera des différences peu sensibles qui existent entre les deux modes de traitement.

Pilules préservatives [1].

Beurre de cacao,   un scrupule (24 grains).
Camphre pulv.,   4 grains.
Musc,   2 grains.
Huile de kajeput pure, 12 gouttes.

Faites une masse égale avec suffisante quantité de gomme arabique, et divisez en vingt-quatre pilules. (Argentez.)

CHOLÉRINE SIMPLE OU DIARRHÉE.

Évacuations bilieuses.

Il ne faut point se presser d'arrêter une diarrhée quand elle n'offre d'ailleurs aucuns symptômes fâcheux; la diète, le repos même au lit, quelques lavements émollients, une légère eau de riz ou de gomme en petite quantité, une bonne chaleur entretenue sur

---

[1] Je n'ai nullement la prétention de donner ces pilules comme un véritable préservatif; cependant je les crois très-propres à entretenir une certaine activité dans la circulation, en même temps qu'une légère excitation à la transpiration pulmonaire et cutanée. La dose est pour un adulte de quatre à six par jour, à des distances à peu près égales et avant l'heure des repas.

toute la surface du corps, sont des moyens suffisants ; pourtant, si les évacuations devenaient, malgré cela plus fréquentes, et étaient de nature à affaiblir le malade, on pourrait ajouter à l'eau de gomme, ainsi qu'aux lavements, quelques gouttes de laudanum de Sydenham.

CHOLÉRA.

Premier degré d'invasion.

Vomissement, anxiété, évacuations cholériques, crampes légères.

Deuxième degré, période algide.

Aggravation de tous les symptômes, froid intense, crampes douloureuses, cyanose, prostration.

C'est ici le lieu de placer une réflexion pratique sur laquelle j'appelle l'attention des médecins, parce qu'elle m'a plusieurs fois embarrassé moi-même. Quelles que soient les divisions que l'on a établies pour indiquer les diverses phases du choléra, il n'en demeure pas moins vrai que ce n'est qu'une seule et même affection, dont seulement la gravité n'est pas au même degré chez tous les malades ; ainsi les uns auront simplement une cholérine ou évacuations bilieuses sans autres symptômes, et guériront très-facilement par les moyens que nous avons indiqués plus haut ; d'autres auront dès le début les acci-dents qui indiquent une invasion sérieuse, et cepen-

dant n'atteindront pas la période *algide ;* ils guériront encore avec assez de facilité ; d'autres seront
frappés tout à coup, et d'une manière vraiment fou-
droyante ; ils offriront en quelques instants l'ensemble de tous les symptômes les plus alarmants ;
d'autres enfin verront parcourir successivement et
avec une sorte de régularité tous les degrés de la
maladie, depuis la plus simple cholérine jusqu'à la
période la plus intense ; un malade que vous aurez
laissé dans un état assez satisfaisant, ou n'offrant à
votre observation qu'une disposition cholérique peu
grave, se trouvera quelques heures après dans la position la plus critique : que doit faire le praticien en
pareil cas ? aura-t-il plusieurs degrés de traitement,
comme je l'ai fait quelquefois avec assez de bonheur,
ou bien aura-t-il une seule et invariable formule
pour tous les cas évidents de choléra, quel qu'en soit
le degré ? J'avoue que je penche beaucoup pour cette
dernière opinion, surtout depuis que j'ai lu l'ouvrage
de M. de Kerckhove : sur quatre-vingts observations
rapportées par lui, à peine s'en trouve-t-il deux où
il ait jugé à propos de varier ses formules, encore
était-ce des cas désespérés. Aussi, plein de confiance
dans les heureux résultats qu'il a obtenus, je ne ba-
lancerais pas dans l'occasion à suivre la même méthode ; c'est le cas de dire ici, qui peut le plus peut
le moins. Ainsi donc, dès qu'il sera bien reconnu
qu'un malade présentera les symptômes du choléra,
même à un faible degré, on devra sans tarder un
instant, le soumettre au traitement suivant :

1° Mettre promptement le malade au lit, et s'il y a déjà crampe et commencement de froid, rappeler par tous les moyens possibles la chaleur à la peau. Un des moyens les plus aisés à mettre en pratique est d'envelopper le malade dans une large couverture de laine, et d'appliquer le long de son corps, et entre ses jambes et ses cuisses, des cruchons remplis d'eau très-chaude que l'on renouvelle selon le besoin; on frictionnera à diverses reprises les membres du malade avec le liniment indiqué, en ayant soin de le faire chauffer pour qu'il agisse mieux sur la peau; il faut avoir soin de garnir de linge les parties sur lesquelles repose le malade, afin que la matière de ses évacuations puisse être absorbée et ne l'incommode pas; car il faut bien se garder de le découvrir, soit pour le poser sur une garde-robe, soit même pour lui passer un bassin.

2° On lui donnera fréquemment des cuillerées à bouche de la potion, et dans les intervalles, de petites quantités d'infusion légère de tilleul ou de bourrache avec sirop de coings. Les boissons qu'il prendra devront être données froides et même rafraîchies à la glace s'il le désire: dans bien des cas, j'ai fait donner aux malades dés petits morceaux de glace qu'ils tenaient dans leur bouche avec un grand plaisir; cela avait le double avantage de satisfaire cette ardeur qu'éprouvent tous les pauvres malades, et de provoquer la réaction de chaleur par la tonicité de la glace. Il ne faut pas se le dissimuler, la réaction est tout ce qu'il faut ambitionner d'obtenir;

le choléra ne peut se terminer favorablement que par la réaction.

Le malade ne doit pas boire selon sa soif, car les fonctions de l'estomac étant altérées, les liquides ne sont pas digérés; ils augmentent par conséquent le malaise, et provoquent les évacuations et les vomissements. Il faut donc que le malade ait assez de courage pour résister à ce grand désir de boire. On lui donnera de temps à autre des gorgées de sa tisane, et, en retenant le liquide dans sa bouche, et ne l'avalant que par petites fractions, il se désaltérera tout autant et mieux que s'il en avalait des verres entiers à chaque instant. On cite, il est vrai, quelques exemples de malades qui se sont trouvés soulagés après avoir bu démesurément de l'eau froide; dans l'Inde, un malade, trompant la vigilance de ses gardiens, se précipita dans un bassin, et y but jusqu'à perdre connaissance. Cet homme guérit, mais ces exemples fort rares ne peuvent faire règle; et nous avons tous remarqué ici que les boissons prises en grande quantité étaient nuisibles par les raisons que je viens d'expliquer.

Liniment pour frictions.

Alcool camphré,	trois onces.
Ammoniaque liquide,	deux gros.
Teinture de cantharides,	demi-once.

Potion [1].

(Par cuillerée à bouche de demi-heure en demi-heure,
et même de quart d'heure en quart d'heure en commençant.)

Eau distillée de tilleul,   deux onces.
Alcool de mélisse,   demi-once.
Acétate d'ammoniaque [2] (esprit de Mindrerus),
une once, et dans quelques cas une once et demie.

Lorsque les vomissements ne discontinuent pas,
et que, par conséquent, les médicaments sont re-
jetés presque aussitôt que pris, je fais donner en la-
vement une once d'acétate d'ammoniaque mêlée à
quatre onces de décoction de graine de lin, réitérée
toutes les heures jusqu'à la réaction; en même temps
je fais ajouter à la potion que l'on continue à donner, mais alors à des distances plus éloignées, une
demi-once de sirop diacode; je fais cesser son
usage dès que les vomissements cessent, pour reprendre la primitive potion.

---

[1] Potion de M. Kerckhove dans les proportions les plus
ordinaires :

Infusion de fleurs de sureau,   quatre onces.
Rob de sureau,   une once.
Esprit de Mindererus,   une once et demie.
Frictions avec l'eau-de-vie camphrée chaude.

[2] Dans les commencements, j'employais l'ammoniaque
pure, à la dose de 12 à 15 gouttes, mais cette potion était
très-désagréable à prendre; j'y ai bientôt renoncé pour
adopter l'acétate d'ammoniaque, qui est un puissant sudo-
rifique; je m'en suis bien trouvé.

Si au bout d'une heure, deux tout au plus, on ne remarque aucun changement favorable, si le froid et les crampes vont en augmentant, que les mains et les pieds soient sans chaleur, et qu'il semble qu'on les ait laissés longtemps dans l'eau, que les ongles soient livides, et que la face participe à cet état, alors appliquez sur toute la longueur des jambes, des cuisses et des bras, l'un après l'autre et séparément, des sinapismes faits avec de bonne farine de moutarde délayée simplement dans de l'eau bouillante. L'on continuera ainsi avec courage et persévérance jusqu'à ce qu'on s'aperçoive que la crise de réaction veut s'opérer : cette crise salutaire s'annonce par une chaleur générale qui commence à s'emparer du malade et par une disposition à la transpiration cutanée. On peut dire que lorsque cette période est arrivée, on a de grandes chances de salut; mais la besogne n'est pas terminée tant s'en faut : c'est alors que l'empirisme doit disparaître pour faire place à la véritable médecine; c'est alors que la maladie doit être observée avec soin dans toutes ses phases et conduite avec habileté.

En même temps que les forces vitales se relèvent, les fonctions reprennent peu à peu leur état normal, les vomissements cessent par degrés ainsi que les évacuations alvines; et si le cours des urines se rétablit, on peut pronostiquer une heureuse issue, mais souvent ce signe désiré se fait attendre plus longtemps.

Lorsque la chaleur commence à s'établir, les malades éprouvent une agitation extrême; ils cherchent à se débarrasser des couvertures qui les oppressent, et demandent avec instance à se découvrir : il faut bien se garder d'obéir avec faiblesse à ce désir qui peut leur devenir fatal (voyez la 3e observation); mais lorsqu'on sera bien assuré que la réaction est complète, on ôtera les sinapismes si l'on a été obligé de les poser, on diminuera un peu la chaleur extérieure en ôtant, par exemple, les cruchons d'eau chaude; puis un peu plus tard, *mais avec beaucoup de modération,* on diminuera le poids des enveloppes et couvertures. J'ai vu quelques personnes s'obstiner, malgré les supplications des malades, à les tenir dans une chaleur étouffante après la disparition des symptômes algides, et certes elles avaient tort, car elles favorisaient sans le vouloir et sans s'en douter la congestion cérébrale qu'il faut éviter avec soin.

On cessera les frictions dès que la transpiration commencera à se manifester, et on ralentira les doses de potion peu à peu, pour les cesser ensuite tout à fait.

Crise de réaction.

La réaction étant bien complète, on cessera les boissons sudorifiques pour les remplacer par de l'eau de gomme simple édulcorée avec du sirop de guimauve; on cessera de même la potion.

A cette époque de la maladie, quelques praticiens, à cause que les malades ont généralement la face très-animée, les veines assez tendues, quelquefois de la céphalalgie, s'empressent de saigner *copieusement*, trop préoccupés qu'ils sont de la crainte d'une congestion cérébrale; cette méthode est, à mon avis, bien capable de paralyser l'action bienfaisante qui s'opère en ce moment, et de jeter le malade dans une prostration dangereuse. Sans doute on préviendra la congestion soit cérébrale, soit pulmonaire; mais si le malade en revient, on lui aura procuré à coup sûr une convalescence longue et orageuse.

Il ne faut pas s'étonner, après avoir fait toute sorte d'efforts pour allumer un incendie, que le feu se manifeste sur plusieurs points; en d'autres termes, le cœur et l'organe pulmonaire, qui étaient frappés d'asphyxie, reprenant leur énergie sous l'empire des excitants que vous avez employés avec persévérance, fonctionneront avec d'autant plus de véhémence, qu'ils auront à lutter contre une quantité de sang coagulé qui obstrue les artères, et plus encore les veines : de là ces phénomènes qui peuvent, au premier abord, abuser et faire croire à la nécessité des saignées copieuses. Une preuve de ce que j'avance, c'est que lorsqu'on a saigné des malades dans cet état, on a bientôt remarqué qu'une petite quantité de sang répandu suffisait pour occasionner une grande faiblesse; c'est que par cette manœuvre intempestive, on avait arrêté l'essor de la nature au moment où il devenait salutaire.

Sans doute il faut avoir égard aux accidents consécutifs qui peuvent se développer, et à coup sûr on doit s'attendre que les congestions seront pour une grande part dans ces accidents; mais, excepté quelques cas exceptionnels, j'ai toujours vu une application de sangsues sur les points menacés, suivie du plus grand succès, et rarement ai-je été obligé de la réitérer.

Ainsi, suivant le cas, je fais appliquer de douze à quinze sangsues, soit à l'épigastre, soit sous les clavicules, soit aux tempes ou derrière les oreilles, vers les apophyses mastoïdes.

Il est à remarquer qu'une fois les accidents dissisipés, les malades éprouvent le besoin de prendre quelque nourriture, alors on peut permettre, d'abord quelques tasses de lait, puis du bouillon de poulet, puis enfin du bouillon ordinaire, pour passer ensuite et successivement à une nourriture plus substantielle.

Observations générales.

On ne saurait trop recommander aux personnes qui se dévouent à soigner les cholériques le sang-froid et l'abnégation d'eux-mêmes pour ne songer qu'à ceux qui attendent leur secours ; à ces qualités si précieuses et si rares, il faut joindre une minutieuse attention à tout ce qui est prescrit par le médecin ; chaque chose doit être faite en son temps, et l'une ne doit point nuire à l'autre. Il ne faut pas que le soin des frictions fasse oublier la potion, et ainsi du reste. Il n'y a pas de service plus fatigant, mais aussi il n'est pas de circonstances où des soins courageux et empressés soient plus utiles. L'excès d'empressement est souvent plus nuisible qu'une sage lenteur n'est préjudiciable; le trop grand nombre de personnes autour d'un malade est plutôt un mal qu'un bien: on court, on se presse, chacun veut faire, on se désole, et le malade n'est pas servi.

J'ai eu le chagrin de perdre un de mes clients les plus respectables, M. P..., homme d'une assez grande fortune et qui malheureusement redoutait singulièrement le choléra : sa famille éplorée se pressait autour de son lit; on allait, on venait avec un empressement extrême sans se donner le temps d'écouter mes avis. J'ordonnai pourtant, et je partis... Deux heures après on n'avait point encore donné de potion; un jeune médecin avait dit *qu'elle était bien forte;* on m'annonça pour le soir une consultation avec M. L.., parent du malade; je revins à l'heure indiquée, et j'attendis une heure, chose difficile alors. Point de M. L..... Je fis enfin prendre quelques cuillerées de potion; le reste s'exécutait difficilement au milieu du trouble qui avait gagné domestiques et assistants; il aurait fallu que j'y passasse la nuit, ce qui m'était impossible. Pendant ce temps le choléra marchait. On attendit encore M. L.... toute la soirée, et le lendemain matin M. P..... expira.

M. N..... soignait lui-même sa jeune et charmante fille atteinte du choléra, il ne voulait pas souffrir que personne l'approchât. En vain je lui fis observer que son trouble et son désespoir le rendaient peu propre à être bon garde-malade, il ne voulut rien écouter; toute la nuit il fit avaler à la pauvre enfant des cuillerées du linimentdestiné à la frotter [1] et la frotta avec la potion; de plus, il la changea dix fois au moins de place et de lit, dans l'intention, *disait-il*, de la sortir de l'air empesté; je trouvai, le lendemain, la pauvre enfant agonisante.

Il faut, je le répète, beaucoup de sang-froid et surtout d'exactitude dans l'emploi des moyens indiqués; les frictions demandent une main sûre et plus intelligente que forte. Généralement j'ai remarqué qu'on se faisait une fausse idée de l'emploi de la chaleur et de son action. Il ne s'agit pas, à proprement parler, *de chauffer le malade*, mais de développer, à l'aide du frottement et de la chaleur, comme agent physique, l'action de la chaleur animale, qui doit remplacer celle que vous employez. S'il n'y a point de vie interne, vous auriez beau redoubler la chaleur extérieure, vous la porteriez jusqu'à la combustion, ce que j'ai vu faire à l'aide d'une bassinoire presque rouge, que vous ne parviendriez pas plus vite à ranimer les fonctions vitales, qui seules peuvent donner la véritable chaleur, celle qui accompagne les fonctions de la vie.

Observations.

N'ayant pas l'intention de publier un gros volume, et pressé de terminer cet écrit qui est peut-être déjà trop long, je me bornerai à choisir et à rapporter ici trois observations parmi toutes celles que je pourrais

---

[1] C'est une erreur qui malheureusement est plus commune qu'on ne pense; on ne saurait trop prendre de précautions pour s'en garantir.

donner à l'appui de mon traitement : les premières observations sont deux cas de guérison ; elles m'ont paru intéressantes sous plusieurs rapports ; la troisième est un cas de décès ; mais on verra par quelles causes. — Je désirerais également donner ici un certain nombre des curieuses observations de M. de Kerckhove ; mais par la même raison que j'ai donnée pour les miennes, je me borne à extraire de son ouvrage deux des plus intéressantes sous le rapport de la pratique.

Ire OBSERVATION. — Guérison.

(Mère allaitant son enfant.)

Je fus appelé le 4 avril chez madame Gérard, rue des Arcis-Saint-Martin, n° 19. Cette dame allaitait son jeune enfant ; la capitale était encore dans cet état de stupeur qui accompagne la nouvelle d'un grand fléau ; il n'y avait point encore eu de cas de choléra dans ce quartier ; les assistants et la malade elle-même m'attendaient avec une grande anxiété. La jeune dame, prise de vomissements et d'un froid extraordinaire, donnait encore le sein à son enfant. Elle ne voulait point se coucher ; je la fis envelopper de couvertures sur lesquelles on promenait continuellement des fers à repasser, en attendant que le liniment fût préparé. J'ordonnai la potion suivante :

Eau de tilleul,	deux onces.
Alcool de mélisse,	demi-once.
Ammoniaque liquide [1],	quinze gouttes.

[1] Je n'avais pas encore adopté l'acétate d'ammoniaque, qui, je dois le dire, agit comme un véritable spécifique.

Bientôt la réaction se manifesta, et au bout de trois jours la malade était en pleine convalescence. L'enfant, qui fut à l'instant même sevré, ne fut point atteint du choléra; mais une circonstance assez remarquable, c'est que pendant l'attaque de choléra, la sécrétion laiteuse ne fut point interrompue, et qu'elle augmenta même les embarras du traitement : les seins se gonflèrent, et devinrent fort douloureux; plus tard la révolution laiteuse se fit difficilement, et rendit la convalescence plus pénible.

IIe OBSERVATION. — Guérison.

Appelé le 8 avril chez M. Ruffé, rue Beaubourg, n° 41, je trouvai sa femme en proie à une attaque de choléra des plus intenses; la période algide était dans sa plus grande violence; la malade se renversait sans cesse hors de son lit, elle était dans une sorte de délire comateux; la face était cyanosée; les mains et les pieds étaient froids et livides. Dans cet état, un médecin qui avait été appelé avant moi, avait ordonné *une application de sangsues à l'épigastre, et une potion laudanisée;* je déclarai que je regardais la malade comme ayant peu d'espoir de salut, que d'ailleurs n'étant pas sans secours puisqu'on avait appelé un médecin et commencé à exécuter son ordonnance (on était en devoir de poser les sangsues), je devais me retirer; ce que je fis en effet. Mais un des fils de la malade me joignit dans la rue: c'était un ouvrier vigoureux, et doué de ces heureuses figures qui inspirent tout d'abord l'intérêt.

« Monsieur, *me dit-il,* j'ai bien vu, quoique vous n'ayez rien dit, que vous auriez fait autrement que celui qui est venu avant vous ; je vous en prie, s'il y a seulement un peu d'espoir, essayez quelque chose pour ma mère ; j'ai de bons bras, voyez...... ; je n'ai pas peur du choléra moi, je ferai tout ce que vous me direz. » Le dévouement de ce bon garçon me toucha ; je remontai auprès de la malade, et ordonnai :

Potion à l'acétate d'ammoniaque (voyez pag. 38) ;

Frictions avec le liniment (pag. 37) ;

Sinapismes aux jambes et aux cuisses ;

Boissons rafraîchies d'eau de tilleul et de bourrache ;

Briques chaudes appliquées aux pieds et entre les jambes, par-dessus la couverture qui enveloppait la malade.

J'avoue que je ne comptais guère sur l'efficacité de ces moyens au point où était la maladie, bien que je les prescrivisse avec recommandation ; aussi fus-je agréablement surpris lorsque, quelques heures après, le jeune garçon vint plein d'espoir me dire que sa mère allait mieux et qu'elle parlait. Dans la nuit, la réaction s'opéra complétement ; à ma visite du matin, je trouvai la dame Ruffé presque hors de danger ; mais dans la journée on vint précipitamment me chercher : la malade avait une oppression extrême, elle étouffait. J'ordonnai vingt sangsues à l'épigastre, et deux heures après tout était dissipé : la nuit fut bonne, mais le lendemain nouvel accident : la malade avait du délire et de l'assoupissement ; la face était in-

trouvai le pauvre jeune homme froid comme un marbre, cyanosé jusque dans les cheveux, et presque sans connaissance. On m'apprit alors que vers les premières heures du matin, le malade se sentant mieux et comptant trop sur ses forces, avait absolument voulu se lever pour aller à la garde-robe; que la garde, n'ayant eu ni assez de courage, ni assez de raison pour s'y opposer, l'avait aidé à se lever; qu'alors, surpris par une faiblesse, il s'était évanoui, et que la garde n'ayant point assez de force pour le retenir ou le replacer sur son lit, l'avait laissé couler sur le carreau; qu'alors fort effrayée elle était allée chercher du secours dans la maison. On conçoit qu'avant que cette femme, qui ne connaissait point la localité, eût réveillé du monde et amené quelques personnes dans la chambre de son malade, il se passa du temps; aussi l'atteinte cette fois étant trop forte, tous les moyens furent impuissants, et le pauvre jeune homme, qui deux fois avait vu la mort s'éloigner de lui, succomba victime de son imprudence, et de la faiblesse de celle qui était chargée de veiller sur lui.

EXTRAIT DES OBSERVATIONS RAPPORTÉES PAR M. KERCKHOVE.

(Anvers, 1832.)

Ire OBSERVATION. — *Guérison.*

Nicolas Vallé, âgé de dix-sept ans, ouvrier, bien constitué, ayant commencé à ressentir, le 27 septembre 1832, des tournoiements de tête, associés à un défaut d'appétit, un abattement de la vue et à des mouvements spasmodiques dans les yeux, est affecté dans la journée du lendemain de fréquentes évacuations alvines, liquides, blanchâtres et floconneuses, auxquelles viennent se réunir dans la nuit des coliques, des tiraillements spasmodiques dans les membres, et des vomissements aqueux, analogues à une décoction d'avoine. Je le vis le 29 au matin de très-bonne heure. La figure est pâle, abattue et exprime l'anxiété; les yeux sont éteints, enfoncés et entourés d'un cercle plombé; le pouls petit, fréquent et embarrassé; la voix affaissée et creuse, la langue blanchâtre, les urines supprimées, etc. Frictions sèches, cataplasme chaud de farine de graine de lin sur le ventre, cataplasmes chauds sinapisés aux jambes, application de la chaleur au corps; potion de quatre onces d'infusion de fleurs de camomille, avec une once et demie d'esprit de Mindererus (acétate d'ammoniaque) et deux onces de rob de sureau. Diète absolue, décoction d'orge pour boisson. Quelques heures après, réaction très-forte, suivie d'une sueur abondante; vers le soir, disparition des symptômes morbifiques. Dans la nuit, retour de l'excrétion des urines.

Le 30, il entre en convalescence, et le 4 octobre, étant parfaitement rétabli, il reprend ses fonctions habituelles.

IIe OBSERVATION. — *Guérison.*

(Acétate d'ammoniaque à haute dose, cas remarquable à cause surtout de l'âge du sujet.)

Anne-Marie Smits, ouvrière, âgée de quatre-vingt-un ans, d'une constitution sèche et usée, ayant toujours mené une vie sobre et laborieuse, qui lui a valu son haut âge et l'intégrité de ses facultés intellectuelles, est prise, sans cause connue, le 24 septembre 1832, d'une légère diarrhée avec quelques tranchées dans le ventre. Elle ne réclame aucun secours de l'art, malgré les ravages du choléra dans les maisons de son voisinage. Cette diarrhée reste stationnaire jusqu'au 27, vers les onze heures du matin; alors la maladie fait éruption par des syncopes, des crampes dans les mollets, de violentes coliques et de nombreux vomissements aqueux, analogues à une décoction de riz. Les évacuations alvines augmentent et sont blanchâtres et floconneuses. Je trouve la malade, à deux heures, fortement affaissée, assoupie, et tellement épuisée par les douleurs et par les déjections, qu'elle ne témoigne presque pas de souffrance. La figure est grippée et creuse; les yeux, très-enfoncés, sont environnés d'un cercle noirâtre; le corps est froid, excepté le ventre; le pouls imperceptible, la voix éteinte, la peau des mains ridée et conservant les plis formés par le serrement; à la face et aux membres se font apercevoir de larges taches violacées, etc. Sans nourrir aucun espoir de sauver cette femme, si âgée et parvenue à ce haut degré de la maladie, je fis frictionner le corps avec de l'eau-de-vie chauffée, et couvrir ensuite le ventre d'un cataplasme chaud de farine de graine de lin, et les jambes de cataplasmes chauds et enduits de moutarde, en la faisant envelopper de couvertures de laine et entourer de cruches d'eau chaude, et j'ordonne de lui administrer chaque demi-heure une demi-tasse d'infusion de camomille avec une cuillerée à bouche d'esprit de Mindererus. Ces doses d'acétate d'ammoniaque peuvent paraître énormes, mais il faut considérer l'épuisement de l'incitabilité de la malade. En la quittant, je crus sa mort tellement prochaine, que je ne serais plus retourné chez elle si l'on n'était venu, vers les huit heures du soir, m'avertir de l'amélioration survenue dans son état. Quelle est ma surprise de la trouver dans une réaction salutaire! Toutes les parties du corps sont chaudes et d'une douce moiteur, le pouls relevé, la voix distincte, quoique faible, et les vomissements disparus. Elle n'est plus assoupie et me dit qu'elle ne souffre plus que de la soif. Je fais enlever les cataplasmes et lui recommande de ne plus rien prendre que de l'eau de riz en boisson. Dans la nuit elle urine un peu, et l'évacuation de la bile s'annonce par plusieurs selles verdâtres.

Le 28, j'apprends qu'elle est tourmentée de nombreuses évacuations alvines, qui la jettent dans une grande faiblesse. Pour le reste, son état est assez favorable. Je lui fais appliquer, pour dériver l'irritation intestinale, des vésicatoires ambulants sur la colonne vertébrale, et lui prescris une potion de quatre onces d'eau de fleurs d'oranger, vingt-quatre gouttes de laudanum, trois gros de gomme arabique et une once et demie de sirop diacode [1], dont

---

[1] Il nous semble que cette potion est bien narcotique ;

elle prend, toutes les heures, une cuillerée à bouche. La fréquence des selles diminue bientôt, vers
le soir elles sont très rares, et dans la nuit la malade
ne va plus que deux fois à la garde-robe. Les 29 et
30, aucun accident; le 1er octobre, elle va de mieux
en mieux; les 2 et 3, la convalescence est assurée;
le 4, elle est rétablie, quoique faible encore.

IIIe OBSERVATION. — *Mort par imprudence;
retour de la période algide.*

François Geefs, âgé de 11 ans, d'une constitution
débile, fils d'Antoine, ouvrier, courte rue de Sainte-
Anne, n° 2024, est pris tout à coup, dans la nuit du
13 au 14 octobre 1832, de violentes douleurs abdo-
minales, de fortes crampes dans les membres et de
nombreuses déjections liquides par haut et par bas,
semblables à une décoction d'avoine. Ce n'est que
sur les onze heures que les parents, voyant l'enfant à
toute extrémité, réclament mes soins; mais étant
absent, je ne le vois qu'à deux heures et demie après
midi. Je trouve le malheureux dans un état d'asphyxie, offrant l'aspect d'un cadavre : le corps est
d'une teinte violacée et d'un froid glacial, la voix
presque entièrement éteinte, la langue pâle et re-
froidie, le pouls nul, la respiration ralentie, abdo-
minale et entrecoupée, la face profondément alté-

il y a déjà 24 gouttes de laudanum, mais peut-être les phar-
maciens en Belgique font-ils leur laudanum très-faible;
c'est au reste un médicament infidèle, puisqu'en définitif on
n'est jamais sûr de la quantité d'opium que l'on administre.

rée; les yeux sont enfoncés, fixes, entre-ouverts et entourés d'un cercle noirâtre , la pupille dilatée, les urines supprimées, etc.; l'épuisement de la vitalité a fait cesser les crampes, les coliques et les déjections, et le petit malade est tellement cadavérisé qu'en m'approchant de lui je l'ai cru mort. Ce corps, pour ainsi dire inanimé, ayant été frictionné pendant une demi-heure, avec une once et demie d'ammoniaque et quelques onces d'esprit de vin camphré, semble reprendre un peu de vie, éprouve de nouveau quelques crampes, et rejette, deux ou trois fois, par haut et par bas une matière aqueuse et blanchâtre. Après les frictions, on l'enveloppe de couvertures de laine en y ajoutant des cruches d'eau chaude; on lui couvre le ventre d'un cataplasme émollient et les jambes de cataplasmes de farine de lin chauds et couverts d'une couche de moutarde, et on lui administre, de quart d'heure en quart d'heure, une cuillerée d'une potion de quatre onces d'infusion de fleurs de camomille avec une once et demie d'esprit de Mindererus et deux onces de rob de sureau, préparée chez M. le pharmacien Beyle.

Vers les huit heures du soir, je remarque que le malade est un peu ranimé, que les extrémités inférieures se sont réchauffées faiblement, et qu'il demande à boire, mais d'une voix creuse et affaissée; sa potion est prise ; je lui prescris encore une once et demie d'esprit de Mindererus dans une infusion de fleurs de camomille. A minuit, je revois le malade; il vient d'achever sa seconde potion. N'observant aucun changement dans son état, je la fais réitérer. On lui donne de l'eau d'orge pour boisson [1].

Le 15, à six heures du matin, je le trouve plus animé ; le pouls se fait sentir à l'artère radiale ; les extrémités inférieures sont d'une chaleur plus prononcée ; mais la tête et les extrémités supérieur' restent froides et glacées ; il est moins assoupi et de mande souvent à boire ; les vomissements, les selles et les spasmes n'ont plus reparu depuis minuit. Je lui fais frotter de nouveau le dos et les membres avec un morceau de laine chaud et imbibé d'ammoniaque et d'esprit de vin camphré ; je fais ensuite couvrir la colonne vertébrale d'un large vésicatoire, changer les cataplasmes sinapisés et renouveler l'application de la chaleur par des couvertures chauffées et par des cruches d'eau chaude ; et bien que le petit malade ait déjà pris quatre onces et demie d'esprit de Mindererus, je lui prescris encore une once de cette préparation ammoniacale dans trois onces d'infusion de fleurs de tilleul, à prendre par cuillerées. Je le revois vers les onze heures, la réaction commence à s'opérer ; je fais répéter la dernière potion.

Sur les trois heures après midi, je remarque que le corps est entièrement réchauffé : la réaction se fait fortement ; les cataplasmes sont enlevés, et le malade

---

[1] Je ferai remarquer ici que, dans le traitement du choléra, j'ai toujours fait prendre la boisson tiède dans les deux premières périodes, froide lorsque la réaction était forte, et de nouveau tiède dès que la sueur coulait.

ne prend plus qu'une solution de gomme arabique.

Le 16, à ma visite du matin, amélioration remarquable : toute la surface du corps est d'une chaleur douce et d'une bonne moiteur, le pouls relevé, la voix distincte, l'assoupissement a cessé, l'excrétion urinaire se fait, deux selles d'une couleur jaune-verdâtre viennent de signaler le retour de la bile dans le canal alimentaire ; le petit malade couvre ma main de baisers pour me témoigner la reconnaissance du changement favorable qu'il éprouve ; enfin l'état de cet intéressant enfant est amélioré d'une telle manière qu'il paraît être à la veille de sa convalescence. Je ne lui prescris que quelques onces de mucilage de gomme arabique avec du sirop de tridace. Vers les onze heures, je retourne auprès de lui ; rien n'est venu affaiblir mon espoir de le sauver.

Je ne suis pas peu surpris, lorsque sur les huit heures du soir, je revois le malade retombé dans l'affaissement : une humidité visqueuse couvre le corps ; la tête et les membranes sont d'un froid glacial, le pouls presque imperceptible, les yeux tournés en haut et à moitié fermés, la pupille dilatée ; il y a assoupissement profond, respiration suspirieuse, etc. J'apprends que l'état de l'enfant est empiré depuis environ deux heures, et qu'on a négligé de tenir chaudement ce malheureux, resté, pendant toute l'après-midi, sans être couvert, malgré mes exhortations à observer ponctuellement les soins hygiéniques. Des frictions ammoniacales camphrées, l'application de cataplasmes sinapisés et de la cha-

leur par des couvertures et par des cruches d'eau
chaude, l'emploi du camphre à l'intérieur, et de lavements d'acétate d'ammoniaque, tout cela n'a pu arrêter la mort, arrivée le lendemain, vers les six
heures du matin.

Je ne doute pas que le refroidissement n'ait été
la cause du changement funeste et inattendu où j'ai
trouvé l'enfant, le 16 octobre au soir; car, dans le
choléra, un rien peut détruire le pronostic le plus
favorable et ôter au médecin l'espoir le mieux fondé
de sauver le malade. Lors de la réaction, il y a une
exaltation de la sensibilité, et l'on ne saurait être
trop scrupuleux à éviter l'impression du froid et
tout ce qui est capable d'interrompre ou de détour-
ner de sa destination ce mouvement nécessaire pour
amener la maladie à une terminaison heureuse : il
faut, ainsi que je l'ai déjà dit, ne pas le troubler,
tant qu'il est modéré et qu'il ne se complique pas de
congestions ou d'inflammations viscérales. Dès que la
réaction s'opère, le moment est arrivé de prendre
les plus grandes précautions et de ne pas s'en relâ-
cher jusqu'à l'entier rétablissement. Mais il est malheureusement difficile de faire comprendre à des
gens stupides toute l'importance de cette vérité. Je
m'en suis souvent convaincu chez les pauvres pendant la durée de l'épidémie cholérique : aussitôt
qu'il y avait apparence d'amélioration, ils croyaient
pouvoir sans risque se dispenser de suivre les conseils du médecin.

J'aurais pu multiplier le nombre des observations autant par celles qui me sont propres que par celles qui sont très-exactement rapportées dans l'ouvrage de M. de Kerckhove, au nombre de quatre-vingts parmi lesquelles il n'y a que *six cas de décès*, résultat remarquable et vraiment extraordinaire si on le compare aux proportions connues partout ailleurs.

Les observations que j'ai rapportées, quoiqu'en petit nombre, m'ont paru intéressantes sous le rapport de la thérapeutique ; en effet on y voit deux cas de décès causés évidemment par imprudence, et de ces deux observations, la mienne surtout offre ce singulier phénomène de deux retours successifs de réaction et de période algide : ainsi l'effet du traitement ne peut être douteux pour l'observateur ; l'observation de la femme âgée de quatre-vingt-un ans est aussi un cas bien intéressant et digne de l'attention des praticiens.

Tels sont les résultats que je livre à l'attention comme à la critique de tout médecin consciencieux ; dans cette grande bataille qui peut se renouveler, j'apporte mon tribut de guerre sans avoir la prétention de donner le meilleur. Que chacun médite, expérimente et recueille des faits ; le résultat ne peut qu'être bon, car ici, il ne s'agit pas de faire de l'esprit ni de l'érudition, il s'agit de sauver les malades ; c'est le but que nous nous proposons tous. Heureux, trois fois heureux je serai, si mon livre peut contribuer à en sauver quelques-uns.

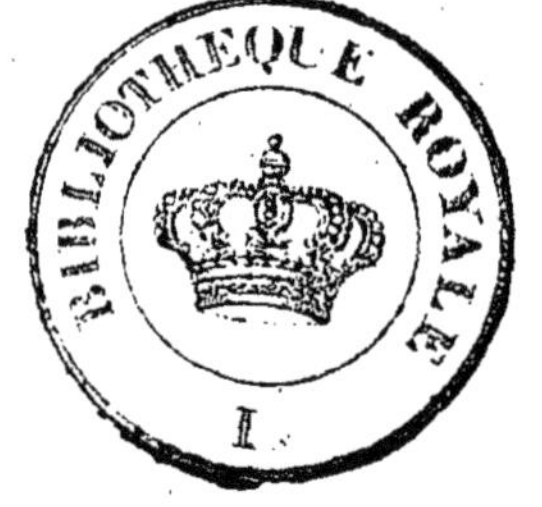

9 782329 110134